AF455283

[illegible]

[illegible]

Par M. CABROL,

[illegible]

PARIS

LIBRAIRIE MILITAIRE DE J. DUMAINE,

ANCIENNE MAISON ANSELIN,

Rue et Passage Dauphine, 36

1851

TOPOGRAPHIE

MÉDICALE

DE BELLE-ILE-EN-MER,

PAR M. CABROL,

MÉDECIN ORDINAIRE DE DEUXIÈME CLASSE.

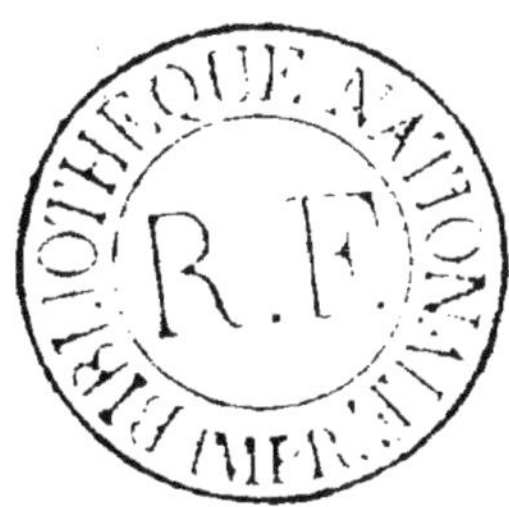

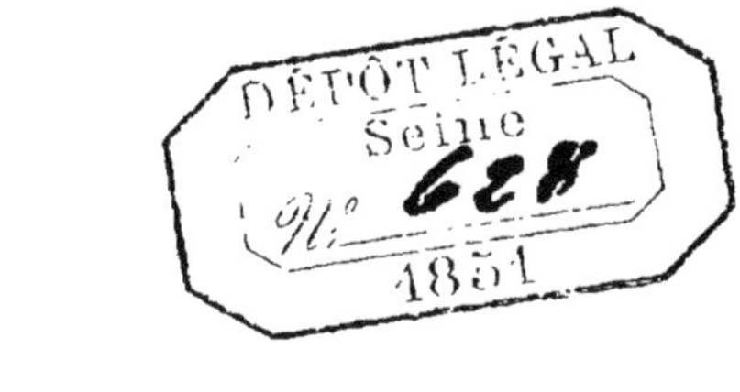

PARIS

LIBRAIRIE MILITAIRE DE J. DUMAINE

ANCIENNE MAISON ANSELIN,

Rue et Passage Dauphine, 30.

1850

Imp. de Cosse et J. Dumaine, r. Christine, 2.

TOPOGRAPHIE MÉDICALE DE BELLE-ILE-EN-MER.

Belle-Ile est située géographiquement au sud des côtes de Bretagne; elle est comprise dans le département du Morbihan, et fait partie de l'arrondissement de Lorient: elle forme un canton d'environ dix mille habitants, composé de quatre communes, qui sont: Palais, Sauzon, Bangor, Loc-Maria (1). Elle est comprise sous le 47°, 17′, 17″ de latitude et le 5°, 20′ de longitude. Elle représente une étendue de terre enveloppée de toutes parts par l'Océan; sa distance des différents points de la côte voisine est la suivante:

Quatre-vingts kilomètres de l'embouchure de la Loire;
Quarante kilomètres de la pointe de Croisic;
Cinquante-deux kilomètres de l'entrée de la Vilaine;
Trente-deux kilomètres de l'entrée du Morbihan;
Quarante-huit kilomètres de Vannes;
Quarante kilomètres d'Auray;
Seize kilomètres de la pointe de Quiberon;
Quarante kilomètres du port de Lorient;
Trente-six kilomètres de l'île de Croix;
Seize kilomètres de l'île de Houat, dépendante de Belle-Ile;
Vingt kilomètres de l'île d'Hœdic, dépendante de Belle-Ile.

La forme de Belle-Ile est oblongue, dans la direction du nord-ouest au sud-est: sa plus grande longueur, de la pointe des Poulains à celle de Loc-Maria, est de quatre lieues et demie (dix-huit kilomètres); et sa plus grande largeur de la pointe de Taillefer à celle de Bornor, est de deux lieues et quart (neuf kilomètres). Son étendue est d'environ

(1) Palais est le chef-lieu de l'île; c'est là que sont la citadelle et la résidence des autorités militaires; son port est plus petit que celui de Sauzon, qui est le plus profond. Ce sont les deux mouillages et les deux localités maritimes et commerciales du pays. Bangor et Loc-Maria sont plutôt des communes d'agriculteurs.

dix-huit kilomètres sur sept kilomètres. La côte a environ cinquante kilomètres de circonférence : elle est très-accidentée, présentant des anses et des caps, dont quelques-uns sont très-escarpés et élevés jusqu'à trente et quarante mètres au-dessus du niveau de la mer, surtout sur la mer Sauvage ; au sud et au sud-ouest, point de vue très-pittoresque qui attire les visiteurs, curieux d'assister au spectacle des tempêtes, ou d'admirer la masse étendue et majestueuse des lames qui viennent se briser, avec un grand effet, sur les escarpements de la côte, couverte d'une poussière humide jusqu'à une distance d'un quart de lieue. Ces grandes berges sont précédées d'écueils, tantôt apparents, tantôt cachés, que l'on voit, surtout aux marées basses : ces élévations de la côte servent de point de reconnaissance pour les navires du large ; le côté nord-est, vis-à-vis le continent, est le seul abordable : il y a aussi quelques plages, dont la plus considérable est celle des Grands-Sables, accessible sur une étendue de plus de mille mètres : néanmoins, en 1761, les Anglais descendirent dans la baie d'Andro.

Entre cette île et les côtes de la Bretagne, se trouvent les îles d'Houat et d'Hœdic, la première au nord, la seconde à l'est de Belle-Isle ; la pointe de Quiberon et ces deux îles (distantes entre elles d'une lieue), sont sur une ligne droite, courant du nord-ouest au sud-ouest, direction qui se rapproche sensiblement de celle de la longueur de l'île, de sorte que la partie de mer entre elle et les îles forme un canal d'environ trois lieues de largeur auquel les marins donnent le nom de *Courreau ;* et l'autre, enfermée entre les îles et le continent, en forme un autre de trois lieues et demie de largeur, connu sous le nom de *Chambre-du Harc.*

L'aspect général de la contrée, à première vue, donne l'impression de l'uniformité : observée à l'horizon, lorsqu'on arrive à la pointe de Quiberon, l'île fait l'effet d'une langue de terre allongée, peu élevée, surtout à marée haute, plate et unie, sans montagnes, sans forêts, sans vallées profondes, sans édifices ni monuments qui dépassent le niveau du sol. En se plaçant sur les points les plus éminents de l'île, tout à fait dépourvue de montagnes, on découvre sans peine toute son étendue, dont le terrain forme un plateau, insensiblement élevé de trente à cinquante mètres au-dessus du niveau de la mer, plat et à peu près uni, entrecoupé de vallons étroits, où coulent des ruisseaux, dont l'embouchure, dans des directions diverses, selon les pentes naturelles vers la mer, forme environ quarante petits ports ou criques d'une médiocre importance; la plupart sont abordables; ils indiquent l'abondance et la multitude des sources, mais aucun d'eux ne mérite le nom de vallée, et nul de ces cours d'eau ne ressemble à une rivière: ils sont à peu près dépourvus d'arbres, conservent la verdure pendant l'hiver, ainsi que leur aspect riant. Les havres ou petits ports qui terminent ces vallons sont attentivement surveillés par les pêcheurs, lors du passage des anchois (juillet, août, septembre), car, à cette époque, des bancs entiers de ce poisson sont jetés en masse dans ces anses, avec la marée haute, pendant laquelle la population entière de la contrée, accourue au premier signal, multiplie tous les moyens qu'elle possède pour en empêcher la retraite avec la marée basse. En quelques heures, le succès d'une pareille pêche peut assurer à chacun de l'aisance pour toute l'année. L'insuffisance des filets est remplacée par l'action des bras, armés de paniers, de corbeilles, et de pelles, jetant à la hâte sur la grève, des charges de poisson en si grande quantité que, quel que soit le nombre des pêcheurs, ils ne suffisent pas à l'épuiser. Ces pêches sont une affaire de hasard, car il est des années où ce poisson est très-rare et par petites familles, comme dans l'année 1849.

L'absence des montagnes, le manque presque absolu de bois, le défaut d'un centre considérable de population de ville ou de village important sur toute la surface de l'intérieur de l'île, l'aspect uniforme et mesquin des hameaux qui couvrent le sol, au nombre de quatre-vingts environ, sans élévation, sans tours, sans clochers, sans ornements, ni sans monuments d'aucune espèce, rendent la physionomie de la contrée assez triste. On n'aperçoit, çà et là, que quelques moulins à vent sur les points culminants. Sur le rivage sud de l'île, on voit un phare d'une grande élévation (quatre-vingt-quatre mètres), construit il y a quelques années, et éclairé d'après le procédé Fresnel.

Le seul établissement agricole remarquable, l'unique entreprise de grande culture qui existe dans toute l'île est la grande ferme de M. Trochu, que je ne fais que désigner ici en parlant de l'aspect général de l'île, particulièrement embellie et rehaussée par la belle végétation qui entoure cet établissement agricole, entièrement arraché aux landes par l'un des plus habiles et des plus savants agriculteurs de France. Quand l'œil abandonne cet oasis, il ne rencontre plus que des champs, des prairies, des pâturages et des landes, dont l'uniformité n'est nulle part interrompue par aucune plantation d'une certaine étendue. A peine s'il existe quelques arbres rares et chétifs autour des habitations et dans les vallons. Toutefois, le sol est fertile et bien cultivé, le cultivateur est persévérant et soigneux, mais n'apporte au développement de l'agriculture qu'une très-lente innovation. Toutefois, il y a, depuis trente, ans un progrès immense dans l'agriculture du canton de Belle-Ile; on y a mis en valeur plus de la moitié de ses terres incultes; ce progrès est trop timide, il est vrai, mais on a adopté, néanmoins, la formation de prairies artificielles, la culture des fourrages, des racines, etc.

Cette routine est un préjugé enraciné dans les traditions familières des habitants qui se croiraient coupables d'infidélité au destin religieux s'ils se conduisaient autrement que leurs pères. L'exemple uni aux résultats manifestes obtenus par M. Trochu, durant l'espace de quarante années, n'ont pas surmonté l'obstination des cultivateurs qui lui ont emprunté, néanmoins, les procédés qui pouvaient rendre les terres plus productives, peut-être à cause du résultat plus immédiat; mais ils sont restés rebelles au défrichement, à la plantation des arbres et à tous les travaux de prévision dont le produit est éloigné.

Si la surface de l'île manque de ce pittoresque de paysage qui flatte agréablement la vue, ou qui frappe l'imagination, à l'aspect des hautes montagnes, des forêts, des fleuves, des villes, des monuments et des villas que l'on admire dans certaines contrées de l'Europe; elle n'en a pas moins, à ce point de vue de l'observation, son caractère particulier de peinture locale qui la distingue justement de la richesse et des effets de ces contrastes. Son véritable tableau est celui de l'Océan et de ses rivages. Le développement des côtes, sur toute la circonférence de l'île, le flux et le reflux, les grandes et petites marées, le calme et la tempête, les berges escarpées, les dentelures des rochers, les écueils, les criques, les anses, les caps et les vallons concourent à la variété du tableau, et peuvent, d'une autre manière, alimenter l'esprit, en indiquant ainsi fidèlement le véritable cachet de ce banc de terre dont le soulèvement au milieu des flots intrigue encore la géologie, ainsi que je vais le dire.

Géologie et agriculture. — C'est un fait de géologie assez remarquable que de trouver un immense gâteau de schiste isolé sur une masse granitique. L'île de Belle-Ile est entièrement constituée par un lit de schiste de cette nature, reposant sur le granit. Les côtes du Morbihan, depuis le sud-est jusqu'au nord-ouest, sont formées de roches granitiques qui entourent l'île sur un rayon de plus de soixante kilomètres, et se prolongent au moins jusqu'à quatre kilomètres de ses côtes, puisqu'un rocher, gisant à cette distance, est granitique. Aucune hypothèse n'explique parfaitement comment une île entière assez étendue, entourée par un cercle immense de granit, se trouve exclusivement constituée par un immense gâteau de schiste adventice. Cette énorme masse schisteuse, dont les filons sont perpendiculaires, ou inclinés à l'horizon, paraît avoir été soulevée de l'est à l'ouest, et est très-élevée au-dessus du niveau de la mer.

Suivant l'opinion la plus commune, la formation des terrains stratifiés serait due au pouvoir dissolvant des mers primitives, et aux agents atmosphériques, à la violence des pluies, des torrents, des inondations, qui auraient désagrégé les roches granitiques dont les matériaux, par l'effet de la chaleur centrale, se seraient ensuite convertis en lit de schiste, de gneiss, etc... Ce serait ainsi le résultat d'une série de réactions chimiques :

Oxydation de la croûte supérieure du sphéroïde, action érosive dissolvante des eaux, intervention du calorique central, désagrégation des roches granitiques, suspension mécanique de leur détritus, se déposant peu à peu et formant des lits de gneiss, de micaschistes, de roches amphiboliques, de schistes argileux, etc...

Je hasarde cette théorie qui me paraît appuyé, par l'exemple que nous avons sous les yeux.

« Les feuillets de schiste, dit M. Trochu, sont inégaux « d'épaisseur, curvilignes et nouailleux. On y trouve le gris « clair, le gris noir, le jaune et le brun roux comme cou- « leurs dominantes, sans compter les variétés : cette roche « réfléchit le brillant du plomb, et plus souvent présente « l'apparence de fer oxydé. Elle est généralement friable et « sans cristallisation régulière dans les surfaces de ses cas- « sures. Lorsqu'elle est mélangée de quartz grenu, ce qui est « fréquent, elle devient dure et cassante, et affecte alors des « formes cubiques très-arrêtées. Ces roches sont traversées « par des filons et rognons très-nombreux, souvent métalli- « fères, qui contiennent notamment du fer et de l'antimoine « à l'état de sulfure. Les terrains de l'île sont siliceux, « légers, d'une profondeur de quinze à trente-cinq centi- « mètres, de couleur noire, contenant du sable très-fin en « grande quantité, de l'alumine, du fer, quelques détritus « végétaux analogues à la tourbe, et de l'humus acide inso- « luble, perdant facilement l'humidité, lorsque la seconde « couche du terrain est perméable, et se laissant facilement « pénétrer par le calorique.

« L'on y observe encore du schiste pourri qui se dé- « compose facilement à l'air, de l'argile mélangée de cailloux « et de graviers de quartz. On rencontre souvent, dans le « sous-sol, une sorte de poudingue grossier, de quinze à « trente centimètres d'épaisseur, durci par un ciment ar- « gilo-ferrugineux, et résistant à la charrue ; si cette cohé- « sion n'était pas détruite, et si les fragments n'étaient bien « divisés, ce second plan de terrain s'opposerait à la péné- « tration des racines des arbres. » (Ce qui est cause, peut-être, de la nudité de l'île, sous ce rapport, ainsi que de l'état de rabougrissement dans lequel restent les quelques arbres qui végètent autour des hameaux.)

Il n'en est pas de même, toutefois, des produits forestiers, ni des essences de toute espèce pleins de vigueur et de sève, élevés dans la ferme-modèle de M. Trochu. Ce nestor des cultivateurs français, au grand étonnement des laboureurs qui ne concevaient pas qu'on creusât profondément le sol, pour recouvrir d'une terre plus mauvaise la belle couche de la surface, fit passer un soc plus solide et plus profond au fond du premier sillon, creusé seulement aux dépens du sol meuble superficiel, et parvint, en doublant et en triplant la force des attelages, à mettre en éclats ce ciment réfractaire dont les débris ont parfaitement amélioré la masse, tout en ouvrant largement les sources de la nutrition végétale. Les couches dures, dont il est question, sont loin d'être continues, on ne les rencontre que par intervalles, ce qui permettrait encore des plantations plus économiques, si la culture des arbres ne semblait repoussée par les habitudes routinières du pays. Dans beaucoup de points, la seconde couche est d'argile pure, avec laquelle on fait de la poterie et de la brique d'une assez bonne qualité : son épaisseur varie de vingt à quarante centimètres.

M. Trochu a prouvé, par un éclatant exemple, les progrès dont le sol est susceptible ; il a démontré une fois de plus que le travail assidu et intelligent, que la science et l'industrie agricoles finissent par dompter la nature en lui arrachant légitimement sa richesse. Si ce savant agronome n'avait consacré toute sa vie à la création et au développement de l'agriculture sur ces landes pauvres et à peu près stériles, Belle-Ile ne serait encore qu'un pauvre rocher couvert de terre fertile, il est vrai, mais à peine remuée pour suffire à l'entretien misérable des habitants. Cette entreprise sera, dans les annales de Belle-Ile, la période réelle du travail, et le point de départ de sa prospérité future, si l'apathie, les préjugés, l'immobilité native des habitants n'obscurcissent, à leurs yeux, la lumière qui leur apparaît aujourd'hui avec éclat.

D'anciennes traditions, qu'aucune trace géologique ne confirme, assurent que, dans des temps très-reculés, Belle-Ile était couverte de bois. Il n'existe aujourd'hui, dans toute l'île, que la forêt de pins plantée, ou plutôt semée, par M. Trochu, il y a quarante ans ; et ce qu'on appelle encore à présent la forêt de Bangor, n'est qu'une vaste lande couverte d'ajoncs épineux, que le pinceau du plus fécond romancier moderne pouvait seul offrir, aux yeux de Bragelonne, comme un bois magnifique. Fouquet fut, dans les temps modernes, le premier qui s'occupa d'imprimer à cette île le mouvement agricole dont les rudiments s'effacèrent presque aussitôt que sa chute. Les Acadiens étaient de pauvres colons qui ne se sont livrés qu'à des entreprises particulières et annuelles, à peine suffisantes à leur entretien. Gabriel Bruté de Rémur, directeur des domaines du roi, à Rennes, vint, en 1768, s'établir à Belle-Ile pour défricher des landes. Dans une année, il fit faire des défrichements sur une étendue de cent cinquante hectares, éleva des édifices, acheta des bestiaux et des instruments aratoires; le mobilier complet d'une grande ferme, ainsi que des fourrages et des approvisionnements de toute espèce, et confia le tout à un habile fermier de Rennes. Ces dépenses restèrent en pure perte ; l'entreprise fut abandonnée, et un an après, les bruyères et les ajoncs couvrirent de nouveau tous ces terrains.

Quarante-huit ans après, M. Trochu vint relever les ruines de cet essai d'établissement agricole, et prouver, par des résultats jusqu'alors inconnus ici, la puissance de la volonté unie au génie de l'exécution. Il est à propos d'émettre aphoristiquement avec lui quelques propositions qui ne sont que le résultat de la pratique naturelle de l'agriculture. Elles sont extraites de son précieux ouvrage sur Belle-Ile.

« Le sol français possède environ 7,799,672 hectares de « pâtis ou landes, ce qui fait environ la septième partie de « la surface du sol improductive et capable de recevoir « des cultures ou des plantations profitables. »

Les entreprises de défrichement sont considérées comme ruineuses; l'exemple de M. Trochu détruit, par des faits sensibles et incontestables, cette opinion fâcheuse.

« L'art de défricher est encore dans l'enfance. Il faut être « cultivateur avant d'être agronome. Le temps est le meil- « leur auxiliaire du défrichement. En poussant au début « les travaux sur une grande surface, on se charge d'un « poids énorme, et l'entreprise finit toujours par une catas- « trophe. Il faut d'abord créer une petite ferme complète

« au centre des défrichements, porter ses forces et ses « moyens d'exécution sur ce centre d'action, sans s'occu- « per du reste, sauf pour les plans à venir. Il est facile à « un cultivateur de défricher à peu de frais, et de mettre « en culture, une pièce de landes contiguë à un domaine « déjà cultivé, à cause des engrais et amendements qu'on « accumule avec économie. On ne peut rendre les défriche- « ments utiles qu'à force d'engrais : l'importance de son « approvisionnement règle l'étendue des défrichements « annuels : les bestiaux seront en nombre suffisant pour la « consommation des fourrages. »

Après cinq années de travail, M. Trochu n'avait encore que douze hectares de terre en culture : mais ces terres étaient aussi riches, aussi productives qu'elles pouvaient le devenir. Le défrichement fut étendu, tous les ans, à des surfaces plus vastes, toujours proportionnées à la quantité d'engrais : la ferme s'agrandit ainsi insensiblement sans secousse, sans revers, et sans exiger des capitaux considérables. Elle arriva, en moins de vingt ans, à couvrir cent cinquante hectares qui soutiennent la comparaison avec les plus riches du Morbihan.

« Le temps remplace l'argent jusqu'à un certain point « dans ce genre de travail. Les grandes entreprises récla- « ment beaucoup d'argent, offrent des chances d'insuccès, « et les résultats ne couvrent jamais les avances faites : le « personnel qu'elles exigent pour leur direction et leur « surveillance est très-dispendieux. Pour qu'un défriche- « ment réussisse, il faut le limiter à ce qu'un homme ca- « pable et actif peut conduire seul.

« Il faut, cependant, un certain capital pour parer aux « frais des constructions de tout genre, à l'achat d'un mo- « bilier de bestiaux, d'engrais : si l'on veut que les défri- « chements rayonnent et s'étendent, il faut que les dé- « penses annuelles soient couvertes par les recettes.

« Ce défrichement parcellaire convient à la plupart des « entreprises ; il donne plus de sécurité et de confiance, « attaque les difficultés en détail, augmente le nombre des « entreprises particulières, appelle les capitaux et fortifie le

« crédit. Il produit toujours des déceptions, mais jamais de « grands désastres. »

La persévérance est une qualité essentielle, sans elle jamais le cultivateur ne mènera l'œuvre à bonne fin, quels que soient ses moyens de succès.

« En octobre 1807 s'exécuta la première entreprise de « défrichement par M. Trochu : à cette époque, l'agro- « nomie était négligée en France, manquait d'instruments « aratoires perfectionnés ; le Gouvernement n'y pensait pas, « et une école de cette nature eût paru ridicule, les gens « instruits négligeaient la terre ; les liens, les relations entre « les amis de l'agriculture étaient nuls. »

Lorsque M. Trochu fit l'acquisition de la ferme Bruté, qu'il résolut de relever de ses ruines, les cultivateurs, qui avaient été témoins du premier avortement, sourirent de pitié, répétant le proverbe breton qui disait : « Lande tu fus, lande tu es, lande tu seras. »

Le plateau de cette ferme et de ces landes est placé sur la partie la plus élevée de l'extrémité nord de l'île ; sa hauteur est de soixante mètres au-dessus du niveau de la mer, dont elle est distante, à l'est, de deux kilomètres, à l'ouest, de cinq kilomètres, au nord, d'un kilomètre. La portion de terrain, achetée alors, coûta cent vingt francs, prix très-élevé à cause de la possibilité de construire un moulin à vent près de la ville ; plus tard, il s'appropria le reste des landes au prix de soixante-seize francs l'hectare.

Ce plateau, battu par les tempêtes de l'Océan, n'avait ni culture, ni chemins, ni clôture ; marécageux en hiver, aride en été, il semblait jeter un défi à l'industrie agricole.

Aujourd'hui, il n'y a plus trace de landes, la culture y est très-variée, riche et productive ; des bois étendus et des plantations d'agrément, telles que vergers, jardins, etc..., en augmentent le charme et l'utilité. Les terres sont divisées selon les besoins, entourées de fossés et de talus couverts de haies vives, dont le développement est de vingt-six kilomètres. Des prairies naturelles très-productives, renfermant des viviers empoissonnés et servant d'abreuvoir, offrent un aspect riche ; des bâtiments vastes, des chemins larges, des avenues plantées jusqu'à plusieurs lieues de longueur, complètent l'ensemble de cette importante entreprise agricole.

Depuis, de tous côtés, les landes sont défrichées, l'agriculture a fait des progrès remarquables, et, malgré l'augmentation notable de la population de l'île, qui tirait auparavant du continent une grande partie des blés nécessaires à la consommation, on en exporte aujourd'hui sur les ports de Nantes, de Bordeaux et autres. Les terres ont plus que décuplé de valeur. Les landes, qui ne coûtaient, en 1807, que soixante-seize francs, valent aujourd'hui, sous landes, huit à neuf cents francs, rares encore à ce prix autour de la ferme Bruté.

M. Trochu a classé les terrains en quatre séries, ayant pour base leur degré de fertilité, leur composition géologique et la nature des plantes qui y croissent spontanément. Il a prouvé que l'agriculture pouvait en modifier avantageusement les qualités naturelles, et en améliorer le rapport. J'indique ici les caractères de ces quatre divisions qui deviennent un précieux document d'histoire naturelle, minérale et végétale.

Première série. — *La plus fertile.* — Elle est la plus fertile après son défrichement et les améliorations dont elle est susceptible ; sa profondeur varie de quinze à trente-cinq centimètres. Le terrain en est d'une couleur gris jaunâtre, consistant, argileux, très-fortement mélangé de cailloux et de graviers de quartz blancs et jaunes ; il contient de l'alumine, de la silice et du sulfate de fer. Le sous-sol est un schiste pourri qui se décompose facilement à l'air.

Les terrains de cette division sont couverts naturellement des végétaux suivants : genêt à balais (*genista scoparia*), ronce commune (*rubus fruticosus*), fougère (*pteris aquilina*), chardon bénit (*cnicus benedictus*), digitale (*digitalis purpurea*), scabieuse maritime (*scabiosa maritima*), lichen digité (*lichen digitatus*), qui couvre les parties nues de ce sol aride sur la surface duquel les cailloux de quartz forment mosaïque, dont les vides présentent quelques rares et maigres plantes de brome stérile (*bromus sterilis*), de dactyle pelotonné (*dactylis glomerata*), et, dans les terrains bas et humides, quelques joncs et plantes aquatiques.

DEUXIÈME SÉRIE. — *Un peu moins fertile, difficile à travailler.* — La profondeur du terrain est d'environ vingt à vingt-cinq centimètres, sa couleur gris noir : il contient de la silice, de l'alumine, un peu d'argile, de l'oxyde de fer ; il est mélangé de cailloux de quartz assez nombreux, mais dont la grosseur n'excède pas, en général, celle d'un œuf de poule ; il contient aussi du sable siliceux. Le sous-sol est composé d'une couche d'argile mélangée de beaucoup de cailloux de quartz ; il a, généralement, de un mètre vingt centimètres à un mètre soixante centimètres d'épaisseur et repose sur la roche schisteuse. On rencontre fréquemment dans cette division des parties plus ou moins étendues, dont la surface supérieure est couverte de cette espèce de poudingue grossier, dont nous avons déjà parlé plus haut, et sur lequel la charrue n'a presque aucune action.

Les plantes ci-après croissent spontanément sur cette division : ajonc d'Europe (*ulex europeus*), ajonc de Provence (*ulex provincialis*), bruyère ciliée (*erica ciliaris*), bruyère vagabonde (*erica vagans*), bruyère cendrée (*erica cinerea*), bruyère commune (*erica vulgaris*), fougère (*pteris aquilina*), asphodèle fistuleuse (*asphodelus fistulosus*), phalangère bicolore (*phalangerus bicolor*), chardon bénit (*cnicus benedictus*), chardon-Marie (*carduus Marianus*), rosier pimprenelle (*rosa pimpinellifolia*), moline bleuâtre (*molinia cœrulea*), laîche pied d'oiseau (*carex pedata*), laîche souchet (*carex pseudocyperus*), fléole noueuse (*phleum nodosum*), spirée filipendule (*spirea filipendula*), scorsonère humble (*scorzonera humilis*), oseille rouge (*oxalis acetosella*), avoine à chapelet (*avena bulbosa*), etc.

TROISIÈME SÉRIE. — *Plus ingrate, mais facile à améliorer.* — La profondeur du terrain diffère peu de celui de la deuxième division ; sa couleur est plus foncée, sa consistance est plus légère ; le sable siliceux blanc y est plus abondant, et les cailloux de quartz y sont beaucoup plus rares et plus petits : on n'y trouve presque pas d'argile. Le sous-sol est une couche d'argile pure ; puis vient la roche schisteuse faisant la base du sol de toute l'île. Voici les plantes qui croissent naturellement sur cette division : le petit ajonc (*ulex nanus*), la bruyère ciliée (*erica ciliaris*), le chardon bénit (*cnicus benedictus*), l'achillée odorante (*achillea odorata*), l'achillée mille-feuilles (*achillea mille folium*), laîche pied d'oiseau (*carex pedata*), laîche précoce (*carex precox*), laîche radicale (*carex gynobasis*), laîche étoilée (*carex stellata*), la moline bleuâtre (*molinia cærulea*), brome doux (*bromus mollis*), paturin comprimé (*poa compressa*).

QUATRIÈME SÉRIE.—*La plus mauvaise, rebelle aux engrais, et aride.* — Le terrain de cette division est le plus mauvais, très-chargé de sable siliceux; il contient beaucoup de matières végétales insolubles ayant du rapport avec de la tourbe.

Les plantes, généralement très chétives, qui croissent naturellement sur ce sol, sont : le petit ajonc (*ulex nanus*), très-maigre, d'une végétation rabougrie; la bruyère ciliée (*erica ciliaris*), les diverses laîches qu'on rencontre dans la troisième division. Mais toutes ces plantes y sont très-faibles, très-misérables, et les touffes de bruyères et d'ajonc nain, basses et très-distantes les unes des autres, indiquent combien le sol est pauvre.

Les eaux pluviales, presque continuelles pendant l'hiver, sont facilement retenues par les plateaux argileux privés d'écoulement, et forment des marais qu'il importe à la santé et à la conservation des végétaux de détruire par des rigoles, ou des égouts dirigés vers les pentes inclinées, vers les vallons. Toutefois, cette stagnation n'ayant lieu que pendant l'hiver, les végétaux seuls sont exposés à souffrir de cette négligence, car elle n'a jamais été cause d'aucune épidémie de fièvre intermittente, maladie qui n'est pas plus fréquente ici que dans les contrées réputées les plus salubres de la France.

Il n'est probablement pas un seul fait d'agriculture, dont la médecine ne puisse faire son profit, mais il en existe, entre autres, de si frappants, que nonobstant la crainte de prolonger les détails, le médecin ne saurait les passer sous silence. J'insiste sur un fait remarquable de ce genre qui justifie pleinement l'expression pittoresque de Tacite quand il disait : « Que les tempêtes étaient englouties à l'entrée « des forêts. »

L'action corrosive et la violence des vents de l'Océan détruisent les arbres fruitiers, tous ceux à feuilles caduques, et jusqu'aux ajoncs épineux et autres arbrisseaux qui ont la propriété de résister, pendant un certain temps, à leur action mortelle. Ces derniers protégent les champs pendant quatre ou cinq ans ; mais ils sont insignifiants pour abriter les autres plantations.

Cette circonstance explique encore la nudité de l'île et cette sorte de fatalité admise par ses cultivateurs. L'esprit plus élevé de M. Trochu ne pouvait partager ces préjugés, malgré l'insuccès complet de ses premières tentatives sur les essences considérées comme les moins rebelles, entre autres sur quatorze ou quinze espèces de pins. Enfin, en 1810, il observa, près de Quiberon, un bosquet de pins maritimes exposé à toute la violence des vents de mer, et qui résistait néanmoins fort vigoureusement sur les bords de la falaise : il en sema à Belle-Ile, en 1811 ; et, sans le suivre dans les détails intermédiaires remplis d'intérêt, je m'empresse de dire que c'est à la persévérance de cet agronome que Belle-Ile doit la possession d'une forêt de pins qui est la seule de la contrée, et qui a plusieurs lieues d'étendue.

La hauteur totale de ces pins est maintenant de seize à dix-sept mètres; le tronc sous les branches a cinq à sept mètres de hauteur, et trente-cinq à quarante-cinq centimètres de diamètre au niveau du sol. Les cônes du pin sont devenus, dans un pays qui reçoit le bois du continent, une ressource immense pour tous, mais particulièrement pour la classe pauvre et pour le travailleur, qui peut allumer vîte son feu et préparer son repas avec dix ou douze cônes : ils se vendent partout 2 francs le mille. Les branches servent au chauffage et les troncs entiers ou débités sont employés pour la menue charpente.

Si, avant ce premier abri contre les vents, aucun arbre ne prospérait à Belle-Ile, grâce à ce rideau protecteur, il n'est pas de végétal, grand ou petit, qui n'ait réussi depuis, même les arbres méridionaux.

La culture modifie avantageusement les climats, en élevant la température, en desséchant les marais, en propageant les plantes utiles, en faisant circuler l'air. Le boisement conserve les sources et arrête les vents funestes ; ainsi l'Allemagne était bien plus froide du temps de Tacite que de nos jours, et la température des Etats-Unis s'est adoucie depuis cinquante ans. L'homme et les animaux domestiques profitent constamment de ces utiles résultats.

Les effets de cette création de bois sont très-remarquables : lorsqu'on passe de cette enceinte dans les champs voisins, on ne se croirait ni dans le même pays, ni dans le même climat. Les récoltes et les plantations abritées ont un développement, un port, une qualité et une vigueur incomparables : la différence de sensation avertit soudainement l'homme de ce bienfait. Lorsqu'on voyage sur les plateaux de l'île nue, on éprouve la sensation pénible et fatigante du vent, du froid et de la pluie, sensation qui cesse aussitôt qu'on a gagné le bois, où l'on retrouve la douce température et le calme du logis; le bruit fatigant de la tempête a tout à fait disparu, pour faire entendre de nouveau son mugissement, quand on approche de la lisière du bois. Les colonnes d'air sont si finement divisées par les feuilles aiguillonnées et innombrables des branches de pin, qu'elles paraissent absorbées en détail dans une diffusion infinie. Les autres arbres, quand ils sont couverts de leurs feuilles, opposent aux vents une résistance qui les fait refluer, par rafales, au grand dommage des cultures voisines. La propriété que possède le pin d'avoir des feuilles non caduques le rend précieux dans toutes les saisons. Jamais les cultures protégées par les pins n'ont éprouvé les effets désastreux des tourbillons, toujours si funestes à la végétation en général. Les bestiaux ne manquent jamais de préférer les pâturages abrités par les pins à tous ceux, même plus succulents, qui sont derrière les autres arbres, derrière les murailles, ou protégés par des accidents de terrain. Les habitations, les écuries et les basses-cours, entourés par ces arbres, retirent de cette hygiénique barrière des avantages nombreux qu'il est superflu de développer.

La température des lieux protégés par les pins maritimes est complétement modifiée ; la différence est appréciée au thermomètre, mais c'est un faible résultat, en comparaison de la sensation de repos, de calme et de bien-être qui succède à la fatigue, au refroidissement et à l'agacement produits par la violence des courants libres, qui balaient les espaces déboisés, et auxquels on se trouve immédiatement soustrait, en pénétrant dans les allées de ces bois. Cet effet est surtout remarquable pendant l'hiver, lorsqu'on voyage sur les plateaux de l'île, ouvertement exposée aux rafales maritimes qui suspendent, à la fois, la sensibilité, le mouvement, la respiration et la parole. A ces avantages incontestables, et dont le profit est incalculable, ces plantations tutélaires ajoutent les résultats que l'expérience apprécie dans tous les boisements. Chaque sommité d'un arbre, plongée dans l'atmosphère, est comme une aiguille électrique qui décompose le nuage, répartit doucement l'eau pluviale, qui coule goutte à goutte le long des branches, et pénètre insensiblement le sol, qui ne se ravine pas. Cette eau pénètre la terre par molécules, se répand en nappes dans les couches inférieures, entretient les racines et alimente longuement les sources. A la faveur de l'ombrage, une atmosphère humide s'entretient au-dessous des branches ; l'évaporation est moins prompte, chaque aréole végétale est lentement imbibée, et cet échange réciproque des éléments naturels procure définitivement, avec l'ornement du sol, la richesse et la santé des habitants.

Le déboisement rend tout terrain aride et improductif. Le boisement l'embellit et le féconde. Si l'île de Belle-Ile reste dans un état d'indigence qui ne dépend pas entièrement des qualités du sol, ni de sa position géographique, ni de son climat, qui est excellent, c'est que ce coin de terre, infiniment divisé en petites propriétés dont chacune suffit à peine au médiocre entretien de chaque cultivateur, exclut les travaux généraux et d'ensemble qui ne sont permis qu'aux patrimoines d'une certaine étendue, et qui sont le fondement indispensable de l'avenir et de la richesse agricole : tels que le défrichement, le boisement, la création des prairies artificielles, les systèmes d'irrigation, l'achat, l'entretien et l'élève des bestiaux, etc. Ici le cultivateur s'arrête au labour d'un champ auquel il fait rendre, tous les ans, un peu de blé pour subvenir à l'entretien de sa pauvre famille. Les défrichements, la création des prairies, l'entretien des animaux domestiques, sont presque une exception, et les plantations des arbres, ailleurs que chez M. Trochu, sont nulles.

Les éléments destructeurs ne feront jamais grâce à la végétation, qu'autant que celle-ci aura pour intermédiaire un rideau de forêts, dont les arbres seront le pin maritime, spécialement désigné par les épreuves de la pratique la plus assurée. Si un jour Belle-Ile, suivant l'impulsion que lui présentent les résultats offerts par la grande ferme de M. Trochu, jouissait de ces bienfaits, elle deviendrait, en augmentant le bien-être et la fortune des habitants, une contrée très-favorable à l'existence des santés délicates, et très-propice au traitement des maladies chroniques, en faveur desquelles les médecins et les familles aisées recherchent les climats doux, tempérés et entourés d'une atmosphère maritime. Peut-être aussi que l'air respiré dans les allées de pins n'a pas l'inconvénient de celui qui remplit les intervalles des bois d'une autre espèce, et recèle quelques propriétés indéterminées favorables à certaines organisations. Au printemps, l'air voisin est agréablement embaumé par les émanations aromatiques des fleurs de ce conifère. Ce premier mobile, en appelant ici une population française plus civilisée, imprimerait un mouvement utile aux habitants, plongés encore dans les préjugés de leur origine, préjugés entretenus par l'habitude héréditaire qui paralyse toute initiative et repousse toute alliance étrangère, même chez les marins, qui gardent partout leur caractère natif, qu'ils rapportent inaltéré de leurs longs voyages, en reprenant, dans leurs familles, les mœurs traditionnelles du foyer natal. Les marins ne s'allient pas avec des étrangères, et la plupart des femmes de Belle-Ile n'ont jamais visité le continent. Dans tous les cas, ces voyages ne dépassent jamais les limites de la basse Bretagne, où existent les mêmes mœurs. Le séjour des garnisons a produit quelques alliances, dont le résultat a été d'enlever à la population féminine, qui compte un nombre considérable de célibataires, quelques femmes qui ont quitté le toit paternel pour suivre leur mari. Le cas contraire, celui d'un étranger se fixant à Belle-Ile, est une rare exception. Les prêtres, tout-puissants sur cette population, et les quelques propriétaires éclairés, qui seraient les propulseurs naturels du mouvement civilisateur, comprennent qu'il doit avoir pour auxiliaire l'intérêt matériel, dont la source doit venir du dehors. Les familles aisées, appelées ici par l'intérêt de leur santé, pourraient devenir l'occasion d'un premier progrès accompli au profit de chacun. Le croisement par les alliances ultérieures, qui suivent infailliblement le mouvement des peuples, viendrait régénérer une belle race, qui, faute de croisement, d'impulsion morale et de fortune, marche insensiblement vers une décadence, appréciable dans chaque étage des générations qui se succèdent.

Climat. — Le climat de Belle-Ile est plus doux que celui de la plus grande partie de la France. L'hiver de 1849-1850, l'un des plus froids sur le continent, n'a été ici qu'une saison peu rigoureuse, pendant laquelle nous n'avons eu que quelques jours de glace mince et légère aperçue, en couches ridées, sur les flaques d'eau, ou à la surface des bassins en repos, et jamais dans les eaux courantes. Nous n'avons vu dans l'air, pendant deux jours seulement, que quelques flocons de neige qui fondaient en atteignant le sol. Pendant trois jours, les champs et les arbres ont été faiblement blanchis par le givre. Durant ces quelques jours exceptionnels, le thermomètre a atteint trois fois le degré 0 et une seule fois 2° au-dessous de zéro, température qui se modifiait, pendant le jour, entre 1° au-dessus et 1° au-dessous de zéro. Ce froid, très-rigoureux pour le pays, est venu sous le souffle des vents du continent qui tiennent peu de temps; car, aussitôt que les vents océaniques, presque constants, ont repris leur règne ordinaire, l'atmosphère s'est sensiblement adoucie en faisant croire à une latitude tout à fait méridionale. Il y avait une différence de 1° à 2° au thermomètre entre l'air des vallées et celui des plateaux. Les ports et les anses abrités ne font pas éprouver le froid produit par la violence des mouvements atmosphériques qui courent librement sur la surface nue et la plus élevée de l'île, sauf dans les golfes directement ouverts à l'accès du vent régnant.

L'air est très-saturé d'humidité et chargé d'*embruns*

marins, de brouillards et de nuages, tantôt bas et épais, tantôt diffus, qui finissent par envelopper l'île et l'inonder d'une pluie fine, divisée et légère qui ressemble à de la rosée. L'horizon n'est pourtant pas continuellement opaque ni obscur; les éclaircies arrivent promptement; le ciel se couvre et se dépouille aussi vite; il y a de continuelles intermittences entre la clarté momentanée de l'horizon et l'apparition soudaine de nouveaux nuages lourds, bas et assombris, enlevés au grand réservoir, et bientôt dispersés en détail sur cette partie de terre qui sert de condensateur à cette distillation naturelle. L'hiver n'est donc ni sombre, ni aussi continuellement humide que semblent l'annoncer ces météores. La terre, généralement perméable, se sèche vite, sous le souffle agité des vents; l'humidité échappe ainsi au sol et à l'atmosphère. Le nuage passé et la pluie épuisée, l'horizon sourit et le firmament paraît souvent étoilé le soir; le vent tombe, et, au dehors, le temps est doux. Il n'est pas de jour d'hiver où la promenade ne soit possible sur plusieurs points, tels que plusieurs portions de route entretenue, sur les roches ou sur les éminences sablonneuses du littoral et sur les sables du rivage. Les boues sont considérables sur les terrains argileux et sur la plupart des routes ou des chemins de second ordre, défoncés, ravinés et presque impraticables.

L'humidité et le vent sont donc les deux éléments fâcheux de l'hiver à Belle-Ile. La première est moins incommode que dans d'autres pays, puisque la pluie est fine, diffuse, et que l'humidité, peu froide, se dissipe au premier rayon de soleil; le second, sans causer de dommage dans les vallons et dans les ports, serait efficacement corrigé par les plantations de pins, dont M. Trochu a porté l'utilité et le succès jusqu'à l'extrême évidence.

Le terrain de la surface de l'île est argileux et salin, cause nouvelle de refroidissement, qui, avec la ventilation, qu'aucune montagne n'arrête, établit, entre les plateaux et le rivage, une différence de 1° à 2° de température.

L'expérience apprend qu'au voisinage de la mer les extrêmes de température se rapprochent; qu'il fait moins chaud dans les régions chaudes et moins froid dans les régions froides. Ce qu'on observe ici confirme cette juste observation, que la science physique explique par le dégagement des quantités de calorique que l'Océan cède à l'atmosphère pendant l'hiver. La température ordinaire de l'eau de la mer a été de 6° pendant ces trois mois d'hiver. Le rapport entre la surface de l'île et celle de l'Océan étant celui d'un atome à l'immensité, l'atmosphère commune de ces deux surfaces devait avoir, à peu près, le même degré, et c'est ce qu'on observe en effet, bien qu'il faille tenir compte de la différence produite sur la vapeur maritime, à son point de contact avec la côte, qui la refroidit, et noter aussi, par compensation, l'absence des montagnes, dont les sommets, attirant les nuages, les refroidissent et renvoient les courants froids vers leur base. Ce balancement rend compte de la distribution égale de la température de l'île, et fait conclure que l'état calorifique des vapeurs océaniques, qui saturent l'air de cette contrée, sont faiblement modifiées par la topographie locale. Les conséquences pratiques de cet état sont : de produire un hiver tardif et doux et un printemps froid (en tenant compte de la relation ordinaire des deux saisons), ce que les habitants du pays observent vulgairement depuis longtemps. C'est à la même origine qu'il faut rapporter la fréquence des météores chauds et humides de l'hiver, quand soufflent les vents du large : sud, sud-ouest, ouest, ainsi que l'origine de ceux, plus rares, qui sont froids et secs, sous le souffle des vents nord, nord-est et est, qui passent sur les neiges ou sur les glaces du continent. La température des eaux de la mer est plus chaude, lorsqu'elles sont agitées ; les molécules, refroidies à la surface, gagnent le fond et cèdent la place aux globules plus chauds et plus légers, dont la succession verse dans le réservoir atmosphérique des quantités de calorique qui élèvent encore la température de l'île, dont toute la circonférence, fortement découpée, est soumise aux fluctuations des marées, à l'impétuosité des vagues et aux secousses plus profondes des tempêtes.

Les températures différentes de l'Océan et de l'atmosphère, celles du continent et de l'île, par les tensions forcées de leur équilibre, donnent naissance à une foule de phénomènes momentanés, intéressants à observer sur les lieux, et dont le résultat est ce qui constitue finalement le véritable climat de la contrée.

Les brouillards épais et obscurs n'ont jamais de durée ici; ils sont chassés par le premier vent maritime.

En résumé, l'état habituel atmosphérique de l'hiver, à Belle-Ile, est le ciel pluvieux, ordinairement couvert, ayant des éclaircies par intervalles, ainsi que quelques beaux jours de peu de durée, avec une température qui varie de 5° à 12°. Les vents du large règnent presque toujours forts et un peu plus froids sur la surface élevée de l'île; ils sont modérés et plus doux dans les vallons, dans les ports, ainsi que dans les bois de pins dont nous avons parlé.

Le froid porté jusqu'à la glace, les pluies abondantes et fortes, les variations soudaines, les ouragans et les tempêtes, la neige, la glace et les marées insolites, se présentent quelquefois, dans le cours d'une saison; mais ils sont sans durée et sans préjudice notable pour l'homme, pour les animaux et pour l'agriculture.

Les météores de l'hiver ont présenté la marche suivante; je ne signale que les jours principaux :

Jusqu'au 25 novembre, 12°.

Le 26 novembre, le vent nord-est du continent a fait descendre le thermomètre de 6°.

Le 30 novembre, il est remonté à 12°, sous le souffle des vents d'ouest. Jusqu'en février, temps doux, pluie fine, vent ouest, nord-ouest, sud-ouest.

Résumé pour trois mois : novembre, décembre et janvier.

Température. Thermomètre Réaumur.	Maximum.	+12 fréquent.
» »	Minimum.	— 2 une fois.
» »		000 deux fois.
Atmosphère. Baromètre variant de	27 exception.	
	28,6 ordinaire.	
	29,9 rare.	

Vents.		
	Nord pur.	9 fois.
	Sud pur..	8
	Est pur..	5
	Ouest pur..	6
	Nord-est pur. . . .	19
	Nord-ouest.	11
	Sud-est..	9
	Nord-ouest.	25
	Total.	92

Les vents chauds et modérés l'emportent totalement sur les vents glacés ou froids.

Hiver exceptionnel pour le pays.	Neige fondante au contact du sol.	2 jours	28 décembre légère. 10 janvier plus abondante.
	Glace, gelée, verglas.	5 jours	24 décembre légère. 10 janvier plus forte. 13 janvier plus durable. 14 id. id. 15 id. id.
Soleil et ciel purs.		19 jours.	Très-beau.
Grande pluie générale, grand vent. . .		18 jours.	Les plus mauvais.
Petite pluie soutenue, humidité, brouillards, éclaircies.		75 jours.	Plusieurs belles journées dans cette série.

Sous cette douce température, la végétation méridionale réussit parfaitement ici, surtout lorsqu'elle est abritée contre les vents maritimes. On voit, dans les jardins de la ville, des figuiers qui ont huit à dix mètres de tronc, et qui sont aussi vigoureux que les beaux figuiers du nord de l'Afrique.

Le noisetier et le jujubier poussent et fleurissent sans donner de fruits.

Le mûrier réussit et fructifie abondamment.

Le chêne-liége a parfaitement réussi, bien que la latitude de Belle-Ile soit environ à 4° au nord des dernières cultures de cet arbre en France.

La vigne est cultivée, mais on ne compte guère qu'une année de maturité sur trois.

J'ai remarqué, dans les jardins de la ville, que certaines espèces ne cessaient pas de fleurir pendant l'hiver, et servaient journellement à confectionner quelques rares bouquets.

Le myrte, le laurier, en étalant leur riche verdure, semblent défier l'aquilon, dont le souffle flétrit quelquefois les feuilles terminales de ces végétaux acclimatés.

Un agave, planté dans le jardin de l'hôpital, n'a pas péri; il a poussé des rejetons sans acquérir de développement.

Une plante grimpante, qui meurt à 3° au-dessous de zéro, le cobœa, a résisté à l'hiver et conserve quelques fruits dans la campagne de M. Trochu.

Enfin, dans la campagne, l'hiver n'a pas altéré la verdure fraîche des prairies; les animaux n'ont pas cessé de fréquenter les pâturages, et cette saison, si rigoureuse partout, n'a presque pas interrompu ici les travaux extérieurs de l'agriculture.

Le climat de Belle-Ile l'emporte donc, par sa douceur et par l'uniformité de sa température, pendant les trois mois (1) de l'hiver, sur celui de la France, de l'Italie, de l'Espagne et de l'Algérie; mais il est probable qu'il est aussi le plus humide et le plus longuement pluvieux de tous.

Les vapeurs chaudes, humides et salées (2), qui remplissent l'atmosphère pendant l'hiver, et la brise des rivages, pendant l'été, rendent ce séjour favorable aux convalescents, aux santés délicates, aux individus menacés ou atteints de phthisie, et généralement à tous les hommes dont l'état a été ébranlé par la souffrance. Il n'existe pas de localité plus hygiénique que Belle-Ile, pour établir un pénitencier, une maison d'aliénés, une prison ou un établissement de détention.

Etat sanitaire. — L'état sanitaire des détenus politiques qui viennent de passer un an à Belle-Ile, et qui étaient dans les dispositions les plus favorables à la production de maladies, justifie les présomptions émises sur l'aménité des influences locales. Une ambulance a été installée

(1) N'étant arrivé à Belle-Ile qu'au mois de novembre, je ne parle que de l'hiver actuel, négligeant à dessein les observations de l'été que je ne connais pas.

(2) On s'assure que ces vapeurs contiennent du sel par la poussière cristalline qui se dépose sur les feuilles des végétaux.

au centre de l'établissement des insurgés, et le service ordinaire en a été confié à un médecin civil qui envoyait à l'hôpital militaire tous les malades présentant le moindre caractère de gravité. Le mouvement médical des détenus politiques, joint à ce mémoire, donnera la statistique fidèle des entrées, des sorties et des morts. Nulle maladie épidémique ne s'est déclarée dans cette agglomération d'hommes; le choléra a fait sept victimes à Palais, ville qui renferme la citadelle, à côté de laquelle sont élevées les baraques, servant de casernement à 1,200 individus portant avec eux des habitudes qui semblent appeler les épidémies; il n'a pas franchi les barrières de cette enceinte, bien que, sur le tableau nécrologique, figure un mort qui expirait à son entrée à l'hôpital, et qui, sous l'apparence de certains symptômes, a été considéré comme cholérique. Tous les autres décès doivent être attribués à des lésions anciennes, préexistant à l'arrivée des individus à Belle-Ile, et qui ont été adoucies plutôt qu'aggravées, dans leur marche terminale, par l'effet naturel du climat local.

L'établissement lui-même est dans une position hygiénique excellente, avec la mer d'un côté, le port et la ville de l'autre; il occupe le sommet d'un plateau dominant et faisant partie des glacis de la citadelle. C'est l'emplacement de l'ancien village de la Haute-Boulogne, rasé par Vauban. Un mur d'enceinte, de quatre mètres de hauteur, enveloppe sept baraques parallèles, espacées par des rues, lesquelles aboutissent, à chaque extrémité, à des préaux divisés par des palissades qui rendent la promenade libre ou prohibée, selon les besoins de la discipline. C'est au centre de l'un de ces préaux que l'industrie des insurgés avait élevé, avec un certain luxe, ce qu'ils nommaient la tribune aux harangues, en désignant cette promenade sous le nom de *forum*. Elle a défrayé leur éloquence en plein vent jusqu'à la dernière sédition, qui força l'autorité à l'interdire et à la démolir. Les six premières baraques sont calculées pour 500 hommes chacune, chiffre qui serait trop élevé pour un casernement ordinaire de la troupe, et surtout pour un établissement hospitalier. Une septième baraque, élevée au centre des autres, est destinée aux accessoires : cuisines, pharmacie, salle de visite et une infirmerie renfermant une cinquantaine de lits. On a creusé deux grands puits qui fournissent abondamment de l'eau excellente. Il y existe aussi un lavoir et une buanderie. Les mesures hygiéniques ont été largement prescrites. L'alimentation était supérieure à celle de la troupe. Un marché a été autorisé jusque dans les derniers temps; l'indulgence et la sollicitude paternelle de M. le colonel Pierre ont été inépuisables.

Cette première expérience de détention à Belle-Ile confirme, au point de vue sanitaire, les conclusions exposées déjà sur la douceur du climat. Elle est d'autant plus encourageante qu'elle a été faite dans les circonstances les plus défavorables. Un inspecteur des prisons, envoyé par le ministre de l'intérieur, et le chef du génie, délégué par le ministre de la guerre, viennent de recevoir la mission de déterminer l'utilité qu'il y aurait, en exécutant des travaux définitifs, à utiliser l'établissement; leurs conclusions, favorables au projet, ne pourraient qu'être corroborées par celles des officiers de santé de la localité, s'ils étaient interrogés sur les conditions de salubrité d'une maison permanente de détention politique actuellement discutée par le Gouvernement.

Le jour de l'embarquement des insurgés pour l'Algérie, 20 février 1850, il n'en est resté aucun, ni à l'hôpital, ni à l'infirmerie. Il n'y avait aucun malade en traitement, et tous, sans exception, ont été en état de partir en bonne santé. En défalquant la mortalité à laquelle le climat est totalement étranger, le mouvement des sorties ainsi que l'absence complète de restants indiquent la guérison de toutes les affections sporadiques ou accidentelles, d'ailleurs peu graves, qui ont été traitées ici chez les insurgés. La nécessité d'une surveillance spéciale les a fait réunir, sans distinction de maladies, dans une salle commune de la division des blessés, où M. Laforêt leur a prodigué avec dévouement et au milieu des plus grandes difficultés tous les secours de la médecine.

Mortalité des détenus politiques traités à l'hôpital militaire de Belle-Ile.

		MORTS.
1er trimestre 1849.	1	Apporté mourant, supposé cholérique.
2e trimestre.	4	Entéro-colite chronique. Pleurite chronique, épanchement. Méningite, suite de délirium tremens. Méningite.
3e trimestre.	2	Phthisie pulmonaire. Phthisie pulmonaire.
4e trimestre.	5	Abondante hémoptysie, suivie de phthisie aiguë rapide. Goutte rétrocédée, péricardite. Scrofule constitutionnelle. Abcès gangreneux à la région cervicale. Plaie pénétrante par arme à feu, tué dans la révolte.

Hors les temps épidémiques, les maladies ne sont ni graves ni fréquentes à Belle-Ile ; les exemples de longévité y abondent, et la vieillesse y est affranchie de beaucoup d'infirmités. La fécondité y est remarquable, mais la mortalité reste dans un rapport naturel avec elle. Dans l'année 1848, le chiffre des naissances a égalé celui des décès dans la commune de Palais. La mortalité enfantine, de 0 à 1 an surtout, est considérable, elle est au-dessous de la moyenne de 2 à 10 ans; jusqu'à la puberté, les enfants des deux sexes offrent de la vigueur, de la santé et une activité qui se déprime dans l'âge suivant, sauf chez les marins et les soldats qui quittent le pays. L'alimentation et l'absence des excitants intellectuels sont peut-être les causes de cette dégénérescence. La nourriture de la population entière de l'île se compose uniformément de lait, de pommes de terre et de poisson salé ; le pain se mange comme dessert ; l'usage de la viande n'est qu'une exception. Les hommes seuls boivent quelquefois du vin et de l'eau-de-vie au cabaret, et presque toujours avec excès; ils sont enclins à l'ivrognerie, mais paisibles, honnêtes, sans souci du lendemain, sans esprit d'innovation, et réfractaires à toute idée de création et de progrès. L'exemple de leurs pères est leur suprême loi. Les habitants des campagnes travaillent leurs terres avec soin, et les marins, une fois embarqués, passent pour des matelots actifs, courageux et dévoués dans le danger. Un grand nombre de filles est voué au célibat, ne songeant qu'au travail qui leur assure une médiocre existence. Leur ambition se borne à se nourrir et à se vêtir modestement. Beaucoup de femmes, mariées aux marins, passent leur existence dans un demi-célibat qui devient complet, chez quelques-unes, par la mort prématurée de leurs maris, qui courent constamment les mers. La population entière a des mœurs uniformes; elle est pauvre, dévote, routinière, obéissant au curé, et esclave de l'opinion publique. La culture de l'esprit est arriérée.

Il n'existe aucun asile, aucun hospice dans l'île ; aucune place n'est réservée à la population civile à l'hôpital militaire. La charité s'exerce si naturellement ici, qu'on ne rencontre nulle part un seul mendiant, et que, malgré le peu d'aisance de chaque famille, on ne découvre pas un individu qui ne soit abrité, nourri et vêtu décemment. Les secours empressés des habitants sauvent spontanément les victimes d'un malheur, d'un fléau ou d'un accident (1).

Il est encore plus rare de rencontrer un infirme qu'un indigent ; toute l'île ne renferme peut-être pas six rachitiques; un bossu et un boiteux de naissance sont considérés comme une très-rare exception. C'est l'opinion du docteur Bramel, seul praticien du pays, et aussi fidèle observateur des faits particuliers à cette contrée, que médecin dévoué à sa pénible profession. Je suis redevable à son expérience de dix ans d'une foule d'observations médicales que je vérifie journellement sur les lieux. Ce médecin suffit aux besoins de toute la contrée, contenant 10,000 habitants répartis dans 80 ou 90 localités.

---

(1) Malgré l'énorme population canine, abandonnée à peu près sans soins dans l'île, jamais on n'y a signalé un seul cas d'hydrophobie ; dans la race chevaline, nombreuse en sujets généralement très-mal soignés (environ 1,500 chevaux), on n'a pas reconnu un seul cas de morve ; la gourme est rare et toujours bénigne, mais elle attaque presque constamment les chevaux de tout âge, qui, étant élevés dans le pays, sont transportés sur le continent. (*Note de M. Trochu.*)

Un pays ouvert à tous les vents, accessible à toutes les rafales, exposé, sans abri, à toutes les révolutions atmosphériques, ainsi qu'aux plus violentes insurrections océaniques, semblerait devoir prédisposer aux affections pulmonaires, et cependant les lésions de l'appareil respiratoire sont ici rares et légères.

La phthisie se rencontre après l'âge de puberté, mais elle est si peu commune que, pendant le rude hiver de 1849 à 1850, c'est à peine si l'on a pu en constater quatre cas bien confirmés dans toute la population de l'île. Le médecin civil n'en connaît que deux cas, et j'en ai observé un autre chez une fille de vingt-deux ans (avec pleurésie chronique, broncho-laryngite et hémoptysie). Dans la garnison, j'en ai constaté trois à l'hôpital (avec hémoptysie, sans cavernes et sans suppuration); tous les trois sont convalescents.

Lorsque des affections de cette espèce se déclarent chez les sœurs, elles sont traitées à Belle-Ile, afin d'y jouir, selon la tradition, des bienfaits du climat; la dernière sœur qui a succombé ici avait une phthisie suppurée qui a duré deux ans; l'évolution morbide a été lente, douce, insensible. Les médecins ont observé qu'un malade tuberculeux, partant de Belle-Ile, aggravait son état par le séjour sur le continent, et qu'un malade, par contre, venant du continent à Belle-Ile, éprouvait de l'amélioration et voyait enrayer son affection.

J'ajouterai à ces faits pratiques une simple opinion, puisée dans l'observation de l'aspect extérieur des habitants et surtout de la jeunesse belliloise. Beaucoup de poumons portent des tubercules latents qui restent silencieux ou sont résorbés, grâce à la vie indifférente et uniforme des sujets, et grâce surtout à l'atmosphère maritime qui enveloppe cette île et la soustrait aux températures extrêmes pendant toute l'année. Il faut peut-être aussi faire une part à l'alimentation, dont le lait et le poisson salé font la base. Belle-Ile semble donc une localité très-favorable aux phthisiques.

La pneumonie aiguë et inflammatoire est si rare qu'elle est à peu près inconnue ici. M. Bramel n'en a pas rencontré une, durant tout l'hiver de 1849-1850, et la garnison n'en a fourni qu'une seule, très-grave, il est vrai, mais qui tirait son origine et son développement bien plus des conditions particulières du sujet que des causes atmosphériques locales. C'était une rechute d'une pleuro-pneumonie, récemment traitée sur le continent, et qui a eu la chance de se résoudre complétement ici pendant l'hiver, résultat inattendu, auquel le climat a efficacement contribué.

La bronchite est commune, mais remarquable par sa bénignité ; elle est toujours bornée aux premières divisions de l'arbre pulmonaire ; elle est éphémère, fugitive, jamais fébrile. Les habitants disent : Le rhume s'en va comme il vient ; on ne tousse pas ici ; la toux n'a jamais besoin d'être soignée. Dans les lieux publics ou privés, à l'église ou dans les maisons, surtout dans le silence de la nuit, on cherche vainement cette succession discordante de quintes de toux ou de bruyante expectoration que l'on entend, pendant l'hiver, dans les centres de population ; ici l'on n'entend pas tousser, et les vieillards eux-mêmes, sans être affranchis de l'asthme, du catarrhe et des autres infirmités de l'appareil thoracique, n'en sont que faiblement incommodés. Ces infirmités légères n'occupent ni le malade qui n'en souffre pas, ni le médecin qui n'est pas appelé à les combattre ; les accès d'asthme qui ne sont pas aussi rares, même dans l'âge viril, doivent être considérés comme appartenant aux affections rhumatismales.

Les séreuses répondent facilement aux agressions du climat. Leurs maladies, sans être fréquentes, sont tenaces et récidivent avec facilité. Elles doivent, sans doute, cette préférence aux sympathies cutanées, alternativement troublées par les surprises atmosphériques, brusques, et qui se renouvellent souvent plusieurs fois par jour. La fréquence et la tenacité des névralgies ont, sans doute, la même origine. La longueur et les retours aigus de ces affections, pendant tout l'hiver, ont formé un contraste remarquable avec la légèreté et la brièveté des autres affections.

Cette sorte d'affection et plusieurs autres, à nature indéfinie, et que je désigne sous le titre d'*affection rhumatismale* interne et externe, me semble appartenir au pays et essentiellement dépendante de ses conditions atmosphériques. Elle y est favorisée chez les militaires par la nature du service, et, dans la population civile, par celle de la profession forcée des habitants, qui n'ont à choisir qu'entre l'ancre ou la charrue, car il ne reste aux Bellilois que l'alternative d'être marin ou cultivateur. L'habitation, basse et humide, n'ayant qu'un rez-de-chaussée, dans presque tous les hameaux, et dont le plancher inférieur est le sol nu, n'est pas sans action directe sur le développement et sur l'entretien de cette classe répandue de maladies. Le casernement voûté de la citadelle, quoique bien entretenu, finit par contribuer au même résultat. Ces atteintes, particulières à la saison d'hiver, disparaissent avec lui, et sont adoucies, pendant leur recrudescence, par l'intervention continue des *circumfusa*, dans lesquels la chaleur sèche du lit, du vêtement et de l'habitation, a été la plus efficace.

Il est une diathèse générale, assez répandue, constituant une infirmité très-précoce, fâcheuse pour les hommes, mais qui déprécie surtout la beauté du sexe féminin : c'est la diathèse morbide dentaire. A côté d'un grand nombre de mâchoires, ruinées par une carie humide, qui boursoufle les gencives et entretient une salivation qui épuise, on remarque un plus grand nombre de mâchoires, ornées de dents blanches et saines, qui arrêtent l'hypothèse, prête à rapporter à l'alimentation et aux agents locaux cet état morbide, plus plausiblement engendré par la constitution ou par le tempérament spécial du sujet. Le climat ne semble coupable que de l'entretien ou de l'activité de cette altération organique.

La pêche de la sardine est la principale industrie du pays. La salaison de ce poisson se fait dans des magasins étroits, obscurs, bas et humides, qui sont devenus la cause de quelques maladies bornées aux personnes exposées aux influences inhérentes à cette industrie susceptible de grandes améliorations hygiéniques. La routine, l'indigence et le défaut d'impulsion efficace de la part de l'administration, en paralysent l'application. Certains quartiers de la petite ville de Palais, où cette opération est considérable, sont littéralement empestés pendant les chaleurs.

On retrouve dans les maladies des habitants des variétés

de maladies cutanées, remarquables par leur ténacité, la facilité de leurs retours et par leur résistance aux traitements antiherpétiques. On prétend que ces dermatoses sont des vestiges transformés de la lèpre, apportée ici par les Croisades, à la suite desquelles une léproserie fut établie à Belle-Ile, sans doute à cause de la salubrité du climat. On reconnaît encore ici les descendants des familles lépreuses, qui, longtemps repoussées par la crainte ou par les préjugés des Bellilois, ont fini, depuis cinquante ou soixante ans seulement, par s'allier, se croiser ou se fondre avec le reste des habitants.

Certains caractères physiologiques et pathologiques désignent au médecin les traits particuliers de chaque tribu qui est venue successivement s'ajouter à la population celtique primitive de l'île. Les seconds cultivateurs furent attirés par le gouvernement du maréchal de Retz, les troisièmes par Fouquet, et les derniers par l'émigration, mélangée de l'Acadie, portant encore un cachet évident de sa récente installation.

La fièvre typhoïde est ici une maladie du printemps et de l'automne. Elle sévit ordinairement avec intensité, et le docteur Bramel la considère comme l'affection la plus dangereuse parmi les maladies graves, mais heureusement rares, de la contrée. Il la désigne presque comme une maladie endémique. Dans la population civile, il n'est pas de famille qui ne cite la fièvre typhoïde comme une maladie ayant mis en danger la vie de quelques-uns de ses membres. Au commencement de l'automne de 1849, elle a fait plusieurs victimes, même à l'hôpital militaire; mais, depuis le milieu de novembre, elle a été plus rare et plus légère que les autres années. Sur une vingtaine de cas, traités à l'hôpital militaire, chez de jeunes soldats de la garnison, cinq ont présenté de la gravité, mais sont arrivés progressivement à la convalescence. Un maître de barque, apporté d'urgence, après deux mois de traitement extérieur, a succombé, quelques jours après son entrée et presque subitement, à une hémorrhagie intestinale abondante dont l'autopsie a dévoilé la source dans un ulcère creusé jusqu'au péritoine, sur les limites intestinales de l'iléon et du cœcum, avec rupture d'un vaisseau placé sur le trajet de la plaie et encore béant à sa surface. Cette mort et celle d'un insurgé tué dans la dernière sédition, toutes deux hors des cadres médicaux ordinaires, sont les seuls décès enregistrés à l'hôpital militaire depuis quatre mois.

Le choléra a visité Belle-Ile en avril 1849. Les cas en furent rares dans la campagne, tandis qu'en 1833 l'épidémie fut universelle et très-meurtrière partout Cette fois-ci il n'a pas excédé la mortalité observée à Paris. Le nombre des morts cholériques a été de sept, et le fléau a eu plusieurs intervalles qui semblaient correspondre aux récrudescences du continent. Depuis cette époque, on n'a vu aucun cas de choléra, ni aucune nuance cholériforme dans les maladies de la constitution régnante, malgré le mouvement continuel de cabotage que font, sur toute la côte, les navires de Belle-Ile. L'établissement des insurgés, où le fléau pouvait trouver un aliment favorable, a été complétement épargné. Belle-Ile, qui n'était pas exempte des conditions dans lesquelles le fléau exerce ses ravages, n'a donc souffert, cette année, que de l'une de ses expansions.

Les autres épidémies du continent européen se présentent ici avec une intensité toujours affaiblie, plutôt que ravivée, par les conditions locales.

La variole est fort rare et très-rarement grave.

La rougeole se montre quelquefois, mais légère et sans donner de grandes inquiétudes.

La scarlatine ne s'est pas montrée une seule fois dans l'espace de dix ans à l'état épidémique. Les cas isolés ne sont pas signalés. Une épidémie cependant a été constatée à la petite île de Houat, située à une lieue de Belle-Ile.

Le croup est commun, dangereux, et l'effroi des familles insulaires. L'atmosphère constamment humide de l'hiver est peut-être une cause de son développement et de la lenteur de sa retraite. Il inspire les plus justes inquiétudes par sa résistance aux moyens thérapeutiques.

Dans la population civile, la dysenterie est fort rare. Il y a trois ans, une épidémie dysentérique se manifesta à Loc-Maria (commune d'agriculteurs pauvres, au sud de l'île); toutefois la mortalité ne dépassa pas les proportions ordinaires des maladies sporadiques, ayant le même siége. La diarrhée s'observe souvent, mais toujours légère, sans durée et jamais sous forme épidémique.

Les fièvres intermittentes vont en nombre décroissant d'année en année, grâce aux travaux agricoles qui font disparaître les marais, qui ne paraissent plus que dans certaines localités impropres à la production ou négligées par les cultivateurs. Ces foyers sont accidentels, aussi n'a-t-on jamais observé à Belle-Ile des épidémies générales de fièvre intermittente, comme on en voit en Italie, en Algérie, et dans certaines contrées de la France.

En face du port de Palais existaient jadis des marais qui ont été comblés, ce qui a réduit de moitié les émanations fébrifères. Celles qui subsistent peuvent être attribuées à l'existence d'un bassin à flot, creusé à la suite du port, avec lequel il communique au moyen d'une écluse ouverte aux marées montantes. Ce bassin, qui se prolonge dans le golfe, au delà de la ville, présente des bords fangeux, où se putréfient les débris organiques provenant des environs ou apportés par les eaux de la mer. Il reçoit l'écoulement des eaux douces des vallons voisins, et il deviendrait un foyer dangereux, si la marée ne venait le submerger deux fois par jour. Ses bords, non encaissés et formant des talus fangeux, peuvent seuls engendrer des miasmes, qui disparaîtront, lorsque les travaux de canalisation, en voie lente d'exécution, et qui obligent à tenir le bassin à demi-vidé, seront terminés. Les habitants des lieux environnants ont eu à souffrir de ces émanations, surtout durant les travaux de creusement; mais aujourd'hui ces causes d'insalubrité s'affaiblissent, et la fièvre intermittente ne présente plus le même caractère de fréquence, de longueur, de rechute ni d'intensité. Ce bassin est le seul foyer que l'on connaisse aujourd'hui, dans le voisinage d'une population agglomérée.

La plupart des militaires traités à l'hôpital pour fièvres intermittentes les avaient contractées à Port-Louis ou à Lorient : quelques-uns, néanmoins, vierges de toute atteinte antérieure, en ont puisé les germes dans les influences locales. J'attribue ces fièvres aux gardes de nuit, près du bassin; cependant les fièvres de première invasion n'ont été qu'une exception, et les douaniers qui se promènent pendant toutes les nuits sur les mêmes quais n'ont pas eu un seul accès.

Si les fièvres contractées ici ou apportées du continent ont eu quelques récidives, elles n'ont jamais compromis le sujet par de fâcheuses complications ni par des accidents consécutifs.

Aliments, boissons, hôpital, casernement, habitations.—Dans toute l'étendue de l'île, on n'a qu'à creuser le sol de quelques mètres (5 à 6 mètres) pour trouver de l'eau de bonne qualité. Tous les vallons renferment des sources plus ou moins abondantes et des eaux excellentes. Les villes ont des fontaines bien entretenues, fournissant au delà de tous les besoins des habitants. Il existe au port Larron une superbe citerne, construite par Vauban, en état de fournir de l'eau douce à une grande escadre. Elle contient 796 mètres cubes d'eau, se remplit en 57 jours, et se vide en 15 jours par des ajutages. L'amiral anglais Keppel disait que la possession de cette citerne valait, à elle seule, la conquête de l'île. Dans la citadelle, on rencontre deux citernes alimentées par les eaux pluviales recueillies sur les toits de l'arsenal et du pavillon des officiers. La première, placée dans la cour de l'arsenal, peut recevoir 119,000 litres d'eau ; la seconde, située sur la place d'Armes, peut en recevoir 310,000 litres. Il existe, en outre, deux puits dont l'eau n'est pas fort bonne ; mais elle n'en serait pas moins utile en temps de siége, car les citernes, qui sont fort abondantes pendant la saison des pluies, deviennent insuffisantes vers la fin de l'été pour une garnison d'environ 400 hommes. Il serait donc fort important, en cas de siége, de fermer ces citernes, de les faire garder, et de ne les ouvrir que lorsqu'il serait impossible de puiser de l'eau au dehors. Deux fontaines sont situées sur l'arrière-port; elles conduisent leurs eaux au pied des glacis. Il y a encore, près de ce que l'on nomme le Camp retranché, une citerne à ciel ouvert, alimentée par les eaux pluviales qui coulent des terrains environnants. Cette eau, filtrant naturellement à travers les terres, est conduite à une fontaine appartenant à la ville près du port. Ce réservoir contient environ 150,000 litres. L'eau potable est donc abondante et bonne dans tous les temps à Belle-Ile.

Autrefois on recevait du grain ou des farines du continent. Depuis longtemps la production des céréales dépasse les besoins, et le blé est en partie exporté. Le pain, fabriqué ici avec des farines saines, pèche surtout par le défaut de manutention; il est lourd, mal levé, ce qui tient à la défectuosité du blutage et à l'imperfection des fours, ainsi qu'à celle de l'art du boulanger; car les industries sont solidaires, et l'impulsion qui manque ici à beaucoup d'autres n'existe pas davantage dans celles qui entretiennent la consommation journalière.

On ne consomme généralement à Belle-Ile que des vins de Bordeaux naturels et sans falsification; ils sont limpides, médiocrement colorés, ils plaisent au goût et sont à bon marché. Les paysans ne boivent de vin dans leurs familles que dans les grandes circonstances, beaucoup en abusent au cabaret. L'usage du cidre est répandu dans beaucoup de familles. Il est la boisson des enfants et des femmes des maisons aisées.

Le bœuf du Morbihan passe pour l'espèce la plus petite de nos départements. On trouve du rapport entre la race bovine du Morbihan et la race italienne. Le poids moyen des bœufs gras debout n'excède pas 320 kilogrammes, celui des vaches grasses 200 kilogrammes. La supériorité du bœuf sur la vache et le taureau vient en partie de ce que cet animal, employé aux labours, est mieux nourri que les animaux reproducteurs, abandonnés dans les maigres pâturages des landes. Les muscles sont peu développés; la poitrine et le bassin sont larges; la colonne est horizontale, la jambe sèche, l'articulation prononcée. La tête est large, légèrement busquée, l'œil grand, la corne longue et en croissant. L'animal est fort et vigoureux. Sa viande est parfaite chez le petit bœuf engraissé. La fibre en est courte, entremêlée de graisse, et d'une grande délicatesse. La petite vache paraît transformer ses aliments en lait, car elle reste maigre et produit abondamment du lait qui s'épuise aussitôt qu'elle s'engraisse.

Les races bovines suisses, normandes, vendéennes, etc., ont complétement échoué ici; ce qui fait conclure que les qualités du sol, l'abondance des fourrages et d'autres circonstances déterminent invariablement le type des animaux propres à chaque contrée.

Le veau donne une viande alimentaire très-commune et entièrement dédaignée. Cette répugnance a sa source dans les indispositions qu'il produit chez quelques personnes. L'usage du lait si répandu dans le régime alimentaire des Bellilois rend cet aliment d'un bon rapport. Le propriétaire se hâte donc de se débarrasser du veau, qui est porté sur les marchés, et livré aux boucheries à l'âge de une à six semaines.

Le mouton de Belle-Ile, très-estimé, donne une viande de la qualité de celle qu'on nomme, à Paris, pré salé. Sa bonne qualité est attribuée à la nature saline des pâturages de l'île. La race de ces animaux s'est améliorée depuis que M. Trochu l'a régénérée par plusieurs croisements, dont le dernier avec des brebis mérines, croisées avec un beau bélier, à laine longue, de la race pure du Dishley.

La viande de porc est presque la seule que consomme la population agricole du pays. Son usage est aussi très-répandu dans les villes.

Le poisson joue un grand rôle dans l'existence, dans la fortune et dans l'alimentation des habitants de l'île.

La pêche de la sardine est leur principale industrie; le poisson frais ou salé est la base de l'alimentation journalière. Le dernier cause des accidents et des maladies, lorsqu'il est altéré, ce qui est fréquent. Pendant l'hiver, la pêche est quelquefois impossible, et ses produits sont peu variés; mais, hors de cette saison, le poisson abonde dans ces parages. Il y est remarquable, tant par le nombre que par la qualité et le bas prix auquel on se le procure. Les soldats le pêchent librement et ajoutent ce bon aliment à leur ordinaire. Voici quelques renseignements sur le passage des principales familles des poissons sur ces côtes :

La sardine commence en mai et finit en novembre.

Le thon commence fin juillet et finit fin septembre; il remonte vers le nord.

Le rouget commence en juin et finit en août; il va, en sens contraire, dans les eaux du midi.

La sole et le turbot se pêchent depuis janvier jusqu'au mois d'avril.

Le congre, qui est le poisson le plus répandu, est l'aliment quotidien de la classe pauvre; il se pêche pendant toute l'année, et ne manque au marché que le lendemain des tempêtes; il habite les roches de la côte et n'est pas estimé.

Les homards sont très-abondants depuis mai jusqu'en octobre.

Le hareng est très-rare; il apparaît à la fin de l'hiver.

L'anchois paraît en juillet, août et septembre. Il est recherché par le commerce depuis que l'on s'est aperçu de sa rareté dans la Méditerranée. Cette retraite est attribuée, dit-on, au passage continuel, dans cette mer intérieure, d'un nombre infini de bateaux à vapeur qui se croisent, et sillonnent ses eaux dans tous les sens, et font émigrer les familles de poissons qui vivent à la surface.

La raie reste pendant l'hiver; comme elle vit plus profondément, elle est pêchée à la drague.

Le maquereau commence son passage au mois de février. Il apparaît l'un des premiers après l'hiver; il est très-abondant. Il est salé et expédié dans les colonies pour la nourriture des nègres. Sa chair est excellente. Il ne manque aux poissons frais, qui sont ici journellement consommés, qu'une bonne préparation, généralement négligée par les Bellilois.

L'huître manque totalement, et nous vient du continent. Il est plus difficile de manger des huîtres à Belle-Ile que dans la plupart des villes de France. Il existe une variété nombreuse des autres coquillages, consommés par certaines familles. Ils sont souvent altérés et produisent des indispositions assez fréquentes pour les faire repousser par ceux qui ont d'autres aliments.

Le lait, le beurre et le fromage sont abondants et de très-bonne qualité. Les volailles, les oiseaux de basse-cour, sont excellents, lorsqu'ils reçoivent les soins qui leur manquent en général ici.

Le gibier, rare, est très-recherché; le lièvre acquiert,

dans les pâturages de Belle-Ile, des qualités qui le rendent précieux aux gourmets.

En résumé, il n'est pas de contrée qui réunisse, pour l'alimentation, une plus grande variété de matières premières, saines, abondantes et à bon marché. La terre et la mer offrent libéralement tous leurs produits qui suffisent à assurer l'existence matérielle.

Les légumes abondent et croissent presque sans frais dans le terrain léger et chaud des bas-fonds qui environnent les habitations, sous un climat qui les préserve des rigueurs de l'hiver. Il en est de même d'un grand nombre de fruits qui ne demandent, comme beaucoup d'autres choses, que moins de paresse et un peu plus d'activité de la part d'une population qui ne comprend pas assez les résultats que l'homme retire de son industrie, bien appliquée à l'agriculture.

Les maisons sont basses, étroites, petites, rarement à deux étages, entretenues avec beaucoup de soin et de propreté, comme la toilette des habitants. L'humidité est leur principal inconvénient. Les magasins étroits, bas et humides qui servent à la salaison des poissons, ont l'inconvénient que j'ai signalé plus haut en parlant des maladies locales. L'insalubrité résultant de l'humidité permanente du sol, non carrelé, est générale dans les campagnes. L'hygiène accompagne la fortune, et la médecine ne sert qu'à constater le mal irréparable de l'indigence, en attendant que les bienfaits de l'industrie, du commerce et de l'agriculture, fournissent à chacun les meilleurs moyens curatifs.

Les seuls établissements publics qui fixent l'attention de l'hygiéniste sont les casernes et l'hôpital militaire de Palais, chef-lieu de l'île, ville fortifiée où réside la garnison. Cette bourgade, que les habitants de l'île appellent ville, est assise sur une anse ouverte à l'est, en face du continent. En regardant la mer, dans laquelle s'ouvre un petit port bien construit, avec un arrière-port recevant les navires de 3 à 400 tonneaux, on se trouve entre deux collines, dont celle de gauche est occupée par la citadelle et l'établissement récent des détenus politiques, et celle de droite par la ville qui s'élève en étages constitués par des maisons irrégulières, interrompues par des jardins. Sur le bassin qui fait suite au port, se trouve l'hôpital militaire, vieux bâtiment, entièrement dominé par la montagne schisteuse dont le pied touche à l'arrière-port. Bâti par le surintendant Fouquet, ce bâtiment, primitivement destiné à devenir un hôpital civil, est presque entièrement transformé par les réparations annuelles et successives que le génie n'a cessé d'y pratiquer pour le rendre propre aux exigences hygiéniques. Avec les réparations projetées pour l'année courante et celles qui se terminent actuellement, qui ont changé complétement le système des latrines, et créé une prise d'eau douce venant du coteau opposé à l'hôpital, cet établissement réunira toutes les conditions désirables pour un bon service. L'hôpital peut contenir 140 lits pour un service régulier, et le double, en temps de guerre, en prenant les greniers, ce qui donne un total de 280 lits, environ le dixième de la garnison dont le maximum est fixé, pour la défense en temps de guerre, à 2,786 hommes. Les détails relatifs aux différentes parties de l'hôpital ayant déjà été l'objet de rapports particuliers, je les néglige à dessein pour ne m'attacher qu'à ce qui est encore en question. L'hôpital, adossé à la montagne, qui est une roche schisteuse taillée à pic, semble recevoir de cette disposition un état permanent d'humidité. Cet inconvénient se fait sentir sur quelques points.

Le bassin, nouvellement creusé sur le devant de l'hôpital, a été accusé de donner naissance à des fièvres intermittentes. Il est probable que ce voisinage a été funeste, durant les premières années, mais il a cessé de l'être.

L'hôpital possède une sœur directrice supérieure, une sœur chargée des écritures et de la comptabilité, deux sœurs à la pharmacie, une à la dépense, une autre à la cuisine, où elles sont aidées par des sœurs converses, et enfin d'autres faisant l'office d'infirmier-major dans chaque division, où elles ont pour infirmiers auxiliaires des soldats requis parmi les hommes de la garnison. La meilleure harmonie et le plus bienveillant concours règnent constamment entre les officiers de santé et ces femmes intelligentes, qui réunissent le zèle au dévouement le plus charitable. La bonne direction qui leur est imprimée, et la religieuse discipline, spontanément observée par chacune d'entre elles, rendent ce service remarquable par les soins personnels et minutieux pour les malades, auprès desquels elles remplacent la famille, par l'exécution consciencieuse des prescriptions importantes et recommandées, par les soins particuliers apportés à la préparation des aliments, et enfin par une foule de détails d'exécution qui font réussir les différentes parties du traitement.

Le service administratif des hôpitaux, exécuté par les sœurs, est préférable au service purement laïque et militaire. L'administration actuelle des hôpitaux, entièrement indépendante de l'autorité des officiers de santé, va moins vite et moins directement au but.

Peut-être faudrait-il, pour un grand établissement, un homme comptable, économe et gardien de la discipline; ce serait une modification facile et probablement utile, si le système actuel des hôpitaux était modifié; mais, quoi qu'il arrive, au point de vue médical, l'introduction des sœurs dans nos hôpitaux est un progrès que nous constatons aujourd'hui à Belle-Ile.

Il existe trois corps de casernement pour la garnison de Belle-Ile : la citadelle, la caserne de la ville et les casemates. La citadelle, élevée à l'entrée du port, ressemble à toutes les citadelles modernes depuis Vauban. Ce bâtiment peut contenir 680 hommes. Le pavillon des officiers contient 45 chambres.

En cas de siége, l'endroit le plus favorable pour établir l'hôpital serait une casemate, qui a été affectée à ce service pendant le siége de 1761. Cependant, pour cette fois au moins, l'endroit était mal choisi, puisque c'est ce front qui a été attaqué, et que la crainte de voir les malades écrasés par l'éboulement a peut-être hâté, de quelques jours, la reddition de la place. Il est peu probable qu'un pareil fait puisse se renouveler.

La caserne de la ville est un mauvais bâtiment construit à l'époque des travaux des camps retranchés, pour loger les ouvriers; il peut contenir 290 hommes. Les réduits, les casemates, les logements voûtés et un autre vieux bâtiment, tous inoccupés, en temps de paix, peuvent loger 140 hommes.

La capacité totale du casernement régulier est de 1,210 hommes. Les abris voûtés de la citadelle, ayant un total de 1,838 mètres carrés, peuvent mettre à l'abri 1,200 hommes; aussi, ceux de la ville, de 1,840 mètres carrés, abritent 1,200 hommes.

La manutention est un grand bâtiment qui contient deux fours, l'un de 460 rations, l'autre de 420. Il a des caves voûtées et des greniers pouvant contenir 1,700 quintaux métriques de grains, ce qui ferait trois mois d'approvisionnement pour une garnison de 3,000 hommes. En cas de siége, il existe à la citadelle un four de 400 rations qui pourrait donner 3,600 rations par jour.

Mouvement des malades traités à l'hôpital de Belle-Ile, de 1829 à 1849.

ANNÉES.	RESTANTS.	ENTRANTS.	SORTANTS.	MORTS.	RESTANTS.	JOURNÉES de malades.
1829	66	820	820	14	52	20,937
1830	52	922	907	18	49	20,617
1831	49	1138	1090	23	72	28,064
1832	72	1165	1117	18	102	28,902
1833	102	1201	1256	10	37	31,924
1834	37	764	728	21	52	19,834
1835	52	869	885	14	22	20,768
1836	22	599	589	14	18	13,469
1837	18	420	371	23	44	11,044
1838	44	469	472	14	27	12,745
1839	27	256	243	8	21	8,152
1840	21	383	358	10	36	10,648
1841	36	706	668	17	57	20,245
1842	57	611	626	17	25	19,348
1843	25	387	393	6	13	12,322
1844	13	251	246	6	12	7,612
1845	12	171	161	4	18	5,065
1846	18	242	236	5	19	6,452
1847	19	307	281	5	40	
1848	40	360	366	14	20	12,655
1849	20	762	708	22	52	21,613

Tableau de la mortalité, par espèces de maladie, de l'hôpital militaire de Belle-Ile, pour la période de 1829 à 1849.

GENRES DE MALADIES.	1829.	1830.	1831.	1832.	1833.	1834.	1835.	1836.	1837.	1838.	1839.	1840.	1841.	1842.	1843.	1844.	1845.	1846.	1847.	1848.	1849.	TOTAL.
Fièvre cérébrale, céphalite, méningite.. . . .	1	1	1	»	»	1	1	»	1	2	1	2	1	2	1	1	»	»	»	1	1	18
Apoplexie foudroyante. . .	2	»	»	»	1	»	»	»	»	1	1	»	»	»	»	»	»	»	»	»	»	5
Paralysie. . . .	»	»	»	»	»	»	1	»	»	»	»	»	»	»	»	»	»	»	»	»	»	1
Bronchite chronique.	»	»	2	»	»	»	»	»	1	»	»	»	1	2	»	»	»	»	»	»	»	6
Pleurite chronique.	»	»	»	1	1	»	»	»	»	»	»	»	1	»	»	»	»	»	»	»	»	3
Pneumonie.. . .	»	»	2	4	»	1	2	3	4	1	»	1	»	»	»	»	»	»	»	»	»	18
Peripneumonie. .	1	»	»	»	»	»	»	»	»	»	»	»	1	1	»	1	»	1	»	2	»	7
Phthisie pulmonaire..	6	12	3	3	2	4	3	5	11	3	1	»	6	4	2	3	3	»	»	2	»	73
Hydrothorax. . .	»	1	»	»	2	»	»	1	»	»	»	»	1	»	»	»	»	»	»	»	»	5
Hydropéricarde. .	»	»	1	»	»	»	2	»	»	»	»	»	»	»	»	»	»	»	»	1	»	4
Anévrisme du cœur.	1	»	»	»	»	»	»	»	»	1	»	»	»	»	»	»	»	»	»	»	»	2
Angine..	»	»	1	»	»	»	»	»	»	»	»	»	»	»	»	»	»	»	»	»	»	1
Gastro-entérite chronique. . .	2	»	9	4	2	4	1	2	3	4	»	2	»	3	»	»	»	»	»	1	2	39
Diarrhée.	»	»	»	»	»	»	»	»	»	»	»	»	»	2	»	»	»	»	»	»	»	2
Dysenterie. . . .	»	1	»	»	1	»	»	1	»	»	»	»	»	»	»	»	»	»	»	»	»	3
Péritonite. . . .	»	»	»	»	»	»	3	»	»	»	1	1	»	1	»	1	»	»	2	1	»	10
Hépatite.	»	»	»	»	»	»	»	1	»	»	»	»	»	»	»	»	»	»	»	»	»	1
Ascite.	»	»	»	»	»	»	»	»	1	»	»	»	»	»	»	»	»	»	»	»	»	1
Hydropisie. . . .	»	»	»	»	1	»	»	»	»	»	»	»	»	»	»	»	»	»	»	»	»	1
Fièvre typhoïde..	»	»	»	»	»	»	»	»	»	2	2	1	4	2	»	»	1	4	3	5	5	29
Fièvre adynamique.	»	3	»	»	»	»	»	»	»	»	1	»	»	»	»	»	»	»	»	»	»	3
Choléra.	»	»	»	5	»	9	»	»	»	»	1	»	»	»	»	»	»	»	»	»	»	15
Typhus.	»	»	»	»	»	»	»	»	1	»	»	»	»	»	»	»	»	»	»	»	»	1
Hématémèse. . .	»	»	1	»	»	»	»	»	»	»	»	»	»	»	»	»	»	»	»	»	»	1
Rougeole.	»	»	2	»	»	»	»	»	»	»	»	»	»	»	»	»	»	»	»	»	»	2
Scarlatine. . . .	»	»	1	»	»	»	»	»	»	»	»	»	»	»	»	»	»	»	»	»	»	1
Variole.	»	»	»	»	»	»	»	»	»	»	»	1	»	»	»	»	»	»	»	»	»	1
Tétanos.	»	»	»	1	»	»	»	»	1	»	»	»	»	»	»	»	»	»	»	»	1	3
Scrofules. . . .	»	»	»	»	»	»	»	»	»	»	»	»	»	»	1	»	»	»	»	1	»	2
Hydrophobie. . .	»	»	»	»	»	»	»	»	»	»	1	»	»	»	»	»	»	»	»	»	»	1
Purpura hemorragica.. . . .	»	»	»	»	»	»	»	»	»	»	»	»	1	»	»	»	»	»	»	»	»	1
Marasme.. . . .	»	»	»	»	»	»	»	»	»	»	»	»	»	»	1	»	»	»	»	»	»	1
Cancer du foie. .	»	»	»	»	»	»	»	»	»	»	»	»	»	»	1	»	»	»	»	»	»	1
Carie de la crête iliaque.	»	»	»	»	»	»	1	»	»	»	»	»	»	»	»	»	»	»	»	»	»	1
Nostalgie.. . . .	»	»	»	»	1	1	»	»	»	»	»	»	»	»	»	»	»	»	»	»	»	2
Asphyxie	1	»	»	»	»	»	»	»	»	»	»	2	»	»	»	»	»	»	»	»	»	3
Blessure.	»	»	»	»	»	»	»	1	»	»	»	»	1	»	»	»	»	»	»	»	»	2

www.ingramcontent.com/pod-product-compliance
Ingram Content Group UK Ltd.
Pitfield, Milton Keynes, MK11 3LW, UK
UKHW022137190726
13855UKWH00003B/1186